À propos des NCCN Guidelines for Patients®

NCCN National Comprehensive Cancer Network®

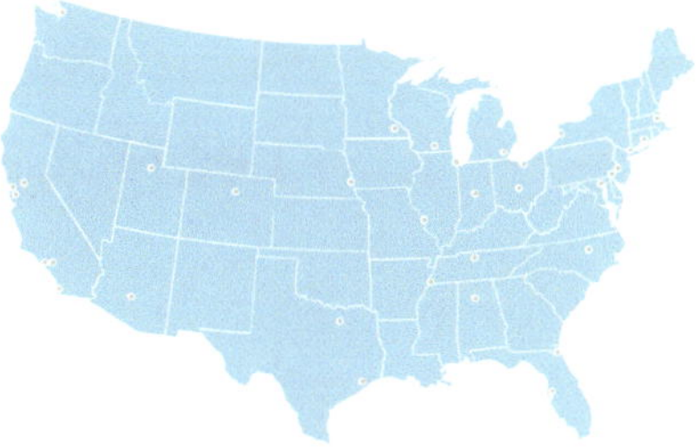

Saviez-vous que les meilleurs centres de lutte contre le cancer des États-Unis travaillent ensemble pour améliorer la prise en charge du cancer ? Cette alliance de centres de lutte contre le cancer de premier plan s'appelle le National Comprehensive Cancer Network® (NCCN®).

Les soins anticancéreux sont en constante évolution. Le NCCN élabore des recommandations en matière de prise en charge du cancer fondées sur des données probantes et utilisées par les professionnels de santé du monde entier. Ces recommandations fréquemment mises à jour constituent les NCCN Clinical Practice Guidelines in Oncology (NCCN Guidelines®). Les NCCN Guidelines for Patients expliquent clairement ces recommandations de spécialistes pour les personnes atteintes d'un cancer et les aidants.

Ces NCCN Guidelines for Patients sont basées sur les NCCN Clinical Practice Guidelines in Oncology (NCCN Guidelines®) consacrées au dépistage et au diagnostic du cancer du sein, version 2.2025 – 28 mars 2025.

Découvrez comment sont élaborées les NCCN Guidelines for Patients sur NCCN.org/patient-guidelines-process

Consulter gratuitement en ligne les NCCN Guidelines for Patients
NCCN.org/patientguidelines

Trouver un centre de lutte contre le cancer du NCCN près de chez vous
NCCN.org/cancercenters

Retrouvez-nous sur les réseaux

Soutiens

NATIONAL COMPREHENSIVE CANCER NETWORK®
NCCN FOUNDATION
Guiding Treatment. Changing Lives.

Les NCCN Guidelines for Patients sont financées par la NCCN Foundation®

Le NCCN adapte, met à jour et héberge de manière indépendante les NCCN Guidelines for Patients. Les entreprises qui nous soutiennent ne participent pas à l'élaboration des NCCN Guidelines for Patients et ne sont pas responsables du contenu ni des recommandations qui y figurent.

Pour faire un don ou en savoir plus, consultez le site en ligne ou envoyez un e-mail à l'adresse suivante :

NCCNFoundation.org/Donate

PatientGuidelines@NCCN.org

Table des matières

La NCCN Foundation vise à soutenir les millions de patients concernés par un diagnostic de cancer ainsi que leurs proches, en finançant et en distribuant les NCCN Guidelines for Patients. La NCCN Foundation s'engage également à faire progresser les traitements contre le cancer en finançant les médecins prometteurs américains, qui sont au cœur de l'innovation dans la recherche contre le cancer. Pour plus de détails et pour accéder au catalogue complet des ressources destinées aux patients et aux aidants, rendez-vous sur NCCN.org/patients.

National Comprehensive Cancer Network (NCCN) et NCCN Foundation
3025 Chemical Road, Suite 100, Plymouth Meeting, PA 19462, États-Unis

1
À propos du dépistage du cancer du sein

Le cancer du sein se forme dans les cellules du sein. Un dépistage régulier et des examens mammaires permettent de détecter le cancer du sein à un stade précoce, lorsqu'il est plus facile à traiter.

Quelles sont les différentes parties du sein ?

Le sein est une glande située sur la poitrine. Le sein est composé de canaux galactophores (lactifères), de graisse, de nerfs, de vaisseaux lymphatiques et sanguins, de ligaments et d'autres tissus conjonctifs. Derrière le sein se trouvent les muscles pectoraux (thoraciques) et les côtes. Les muscles et les ligaments aident à maintenir le sein en place.

Le tissu mammaire contient des glandes qui peuvent produire du lait. Ces glandes mammaires sont appelées lobules. Les lobules ressemblent à de minuscules grappes de raisin. De petits tubes appelés canaux relient les lobules au mamelon pour transporter le lait maternel. Une unité terminale ducto-lobulaire (UTDL) est un lobule relié à l'extrémité d'un petit canal galactophore.

Pourquoi le dépistage du cancer du sein est-il important ?

Le dépistage du cancer du sein vise à détecter le cancer du sein à un stade précoce. Un cancer du sein détecté à un stade précoce est souvent traité avec plus de succès, ce qui réduit le risque de décès lié à cette maladie. Cet ouvrage traite des recommandations en matière de dépistage pour les personnes assignées femmes à la naissance. Il abordera également les options de dépistage et de test pour les femmes enceintes ou allaitantes, ainsi que pour celles qui présentent des douleurs mammaires, des écoulements mamelonnaires, des changements cutanés, des grosseurs ou d'autres symptômes nécessitant des examens complémentaires.

Le sein

Le sein est un organe glandulaire composé de canaux galactophores, de graisse, de nerfs, de vaisseaux sanguins et lymphatiques, de ligaments et d'autres tissus conjonctifs.

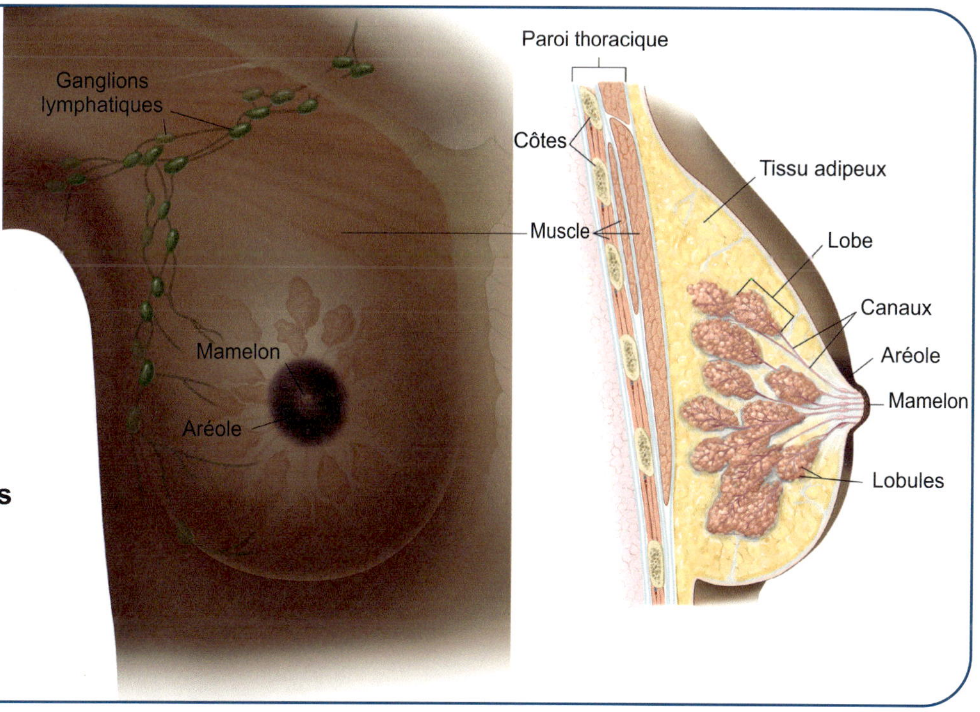

Personnes assignées hommes à la naissance

Tout le monde peut développer un cancer du sein, y compris les personnes assignées hommes à la naissance. Bien qu'il existe certaines différences entre les cancers du sein chez les personnes assignées hommes et celles assignées femmes à la naissance, le traitement est très similaire.

Les personnes assignées hommes à la naissance ne font pas l'objet de dépistages mammographiques réguliers. Cependant, si vous sentez une grosseur, si vous ressentez des douleurs mammaires ou si vous constatez un changement dans la taille ou la forme d'un sein, consultez votre professionnel de santé et lisez les informations sur les tests recommandés au *Chapitre 5 : Que faire lorsque vous présentez des symptômes.*

Personnes transgenres

Les personnes transgenres doivent consulter leur médecin traitant afin de déterminer si un dépistage est approprié ou à quel moment il doit être effectué. Cependant, si vous sentez une grosseur, si vous ressentez des douleurs mammaires ou si vous constatez un changement dans la taille ou la forme d'un sein, consultez votre professionnel de santé et lisez les informations sur les tests recommandés au *Chapitre 5 : Que faire lorsque vous présentez des symptômes.*

Où se forme le cancer du sein ?

La plupart des cancers du sein se forment dans les cellules qui constituent le revêtement interne (cellules épithéliales) des unités terminales ducto-lobulaires (UTDL) du sein.

Les types de cancer du sein les plus courants sont le carcinome canalaire et le carcinome lobulaire.

- Le **carcinome canalaire** prend naissance dans les cellules qui tapissent les canaux galactophores. Il s'agit du type le plus courant de cancer du sein.
- Le **carcinome lobulaire** prend naissance dans les lobules (glandes mammaires) du sein.

Que contient cet ouvrage ?

Ce chapitre présentait un résumé de l'importance du dépistage du cancer du sein. Les autres chapitres de cet ouvrage abordent les points suivants :

- Les différents types d'examens d'imagerie mammaire et la manière dont les médecins classent les résultats de ces examens.
- Le calcul du risque et le moment opportun pour commencer le dépistage du cancer du sein chez les femmes présentant un risque moyen ou accru.
- L'importance de poursuivre le dépistage du cancer du sein pendant et après la grossesse, et les cas dans lesquels des examens complémentaires peuvent être nécessaires.
- Les situations dans lesquelles il est recommandé de consulter un professionnel de santé ou de passer des examens complémentaires.

Que pouvez-vous faire pour obtenir les meilleurs soins ?

Défendez vos intérêts. Vous avez un rôle important à jouer dans votre prise en charge. En effet, vous aurez plus de chances d'obtenir les soins que vous souhaitez en posant des questions et en participant aux prises de décisions avec votre équipe soignante.

Les NCCN Guidelines for Patients vous aideront à comprendre la prise en charge du cancer. Cette compréhension facilitera les échanges concernant vos soins et vos préoccupations avec votre équipe soignante. De nombreuses personnes éprouvent plus de satisfaction lorsqu'elles jouent un rôle actif dans leurs soins.

Vous ne savez peut-être pas quoi demander à votre équipe soignante. C'est normal. Chaque chapitre de cet ouvrage se termine par une section importante intitulée *Questions à poser*. Ces suggestions de questions vous aideront à obtenir plus d'informations sur tous les aspects de vos soins.

Passez à l'étape suivante et poursuivez votre lecture pour découvrir les meilleurs soins pour vous !

Pourquoi devriez-vous lire cet ouvrage ?

Prendre des décisions concernant la prise en charge du cancer peut être stressant. Il se peut que vous deviez prendre des décisions difficiles sous pression impliquant des choix complexes.

Les patients et les professionnels de santé font confiance aux NCCN Guidelines for Patients. Elles expliquent clairement les recommandations actuelles en matière de soins formulées par des experts reconnus dans le domaine. Les recommandations s'appuient sur les dernières recherches et les pratiques des meilleurs centres de lutte contre le cancer.

La prise en charge du cancer n'est pas la même pour tout le monde. En suivant les recommandations d'experts adaptées à votre situation, vous avez plus de chances d'améliorer vos soins et d'obtenir de meilleurs résultats. Utilisez cet ouvrage comme un guide pour trouver les informations dont vous avez besoin pour prendre des décisions importantes.

2

Dépistage et tests diagnostiques

Ce chapitre donne une vue d'ensemble des examens d'imagerie utilisés pour le dépistage et le diagnostic du cancer du sein.

Vue d'ensemble

Dans ce chapitre, vous trouverez des informations sur les mammographies et autres examens d'imagerie mammaire et apprendrez la différence entre les tests de dépistage et les tests diagnostiques. Vous trouverez également des informations sur les modalités d'interprétation des résultats des tests et sur leur signification pour votre prise en charge.

Quelle est la différence entre un test de dépistage et un test diagnostique ?

- Le **dépistage** est effectué régulièrement en l'absence de symptômes. Par exemple, une mammographie de dépistage annuelle est réalisée une fois par an afin de détecter un cancer du sein ou toute anomalie avant l'apparition de symptômes.
- Les **tests diagnostiques** sont effectués en présence de signes ou de symptômes tels qu'une grosseur palpable dans le sein, des changements au niveau de la peau du sein ou du mamelon, ou un écoulement mamelonnaire. En cas de symptômes mammaires, les tests diagnostiques les plus fréquemment utilisés sont la mammographie et l'échographie mammaire.

Un médecin radiologue interprète les résultats des tests de dépistage et de diagnostic et envoie un compte-rendu à votre professionnel de santé. Le radiologue déterminera les meilleures méthodes d'imagerie selon les directives en vigueur.

Examens de santé généraux

Antécédents médicaux

Les antécédents médicaux répertorient tous les problèmes de santé et traitements que vous avez eus au cours de votre vie. Préparez-vous à énumérer toutes vos maladies, blessures ou interventions chirurgicales et les dates correspondantes. Apportez une liste (ou les emballages) des médicaments que vous avez pris et que vous prenez, ainsi que les médicaments en vente libre, les plantes médicinales ou les compléments alimentaires que vous prenez. Parlez à votre équipe soignante de tous les symptômes que vous présentez. Les antécédents médicaux sont parfois appelés antécédents de santé.

Antécédents familiaux

Certains cancers ou autres maladies peuvent être héréditaires. Votre professionnel de santé vous interrogera sur les antécédents de santé des membres de votre famille qui sont des parents biologiques. Ces informations s'appellent les antécédents familiaux. Pour faciliter cette démarche, vous pouvez demander à vos parents biologiques des deux côtés de la famille s'ils présentent ou ont présenté un cancer. Il est important de connaître le type spécifique de cancer, ou le site où le cancer s'est formé s'il était présent en plusieurs endroits, l'âge auquel il leur a été diagnostiqué et les tests génétiques effectués le cas échéant.

Examen clinique des seins

L'examen clinique des seins (ECS) est un examen physique des seins nus réalisé par un professionnel de santé afin de détecter la présence de grosseurs ou d'autres changements. Il est effectué en position assise ou allongée. Votre professionnel de santé doit prendre le temps de palper (toucher) l'ensemble du sein, y compris l'aisselle. Un infirmier ou un assistant peut également être présent dans la pièce pendant l'examen.

Mammographie

Une mammographie est un cliché de l'intérieur de votre sein. Il est réalisé à l'aide de rayons X. Un ordinateur combine les radiographies pour créer des clichés détaillés. Une mammographie bilatérale comprend des clichés des deux seins.

Les mammographies de dépistage sont des examens préventifs annuels destinés à détecter les cancers avant qu'ils ne deviennent suffisamment gros pour être palpables ou provoquer des symptômes. Les mammographies diagnostiques sont réalisées lorsqu'il y a des signes ou des symptômes au niveau du sein ou de l'aisselle. Une mammographie de dépistage dure seulement 10 à 20 minutes environ, tandis qu'une mammographie diagnostique peut être plus longue. Lorsque vous vous rendez dans un nouveau centre de dépistage, il est utile d'apporter vos mammographies précédentes afin qu'elles puissent être utilisées à des fins de comparaison.

Les mammographies de dépistage et les mammographies diagnostiques ont en commun les caractéristiques suivantes :

- Elles utilisent des rayons X à faible dose pour examiner le sein.
- Elles peuvent utiliser une technologie argentique ou numérique.
- Certaines peuvent utiliser une technologie appelée tomosynthèse numérique, également appelée DBT (*digital breast tomosynthesis*) ou tomo en abrégé.

Pendant une mammographie, un manipulateur en radiologie spécialement formé positionnera votre sein dans le mammographe. Votre sein sera placé sur une plate-forme et aplati (comprimé) à l'aide d'une plaque en plastique transparent. Vous pouvez ressentir une certaine gêne due à la compression du sein, mais celle-ci est temporaire.

Le sein est comprimé afin :

- d'égaliser son épaisseur ;
- d'étaler les tissus ;
- de le maintenir immobile ;
- d'améliorer la netteté du cliché.

Vous devrez rester immobile et retenir votre respiration pendant quelques secondes pendant

Mammographie

Une mammographie utilise des rayons X et un ordinateur pour obtenir des clichés détaillés de l'intérieur de votre sein.

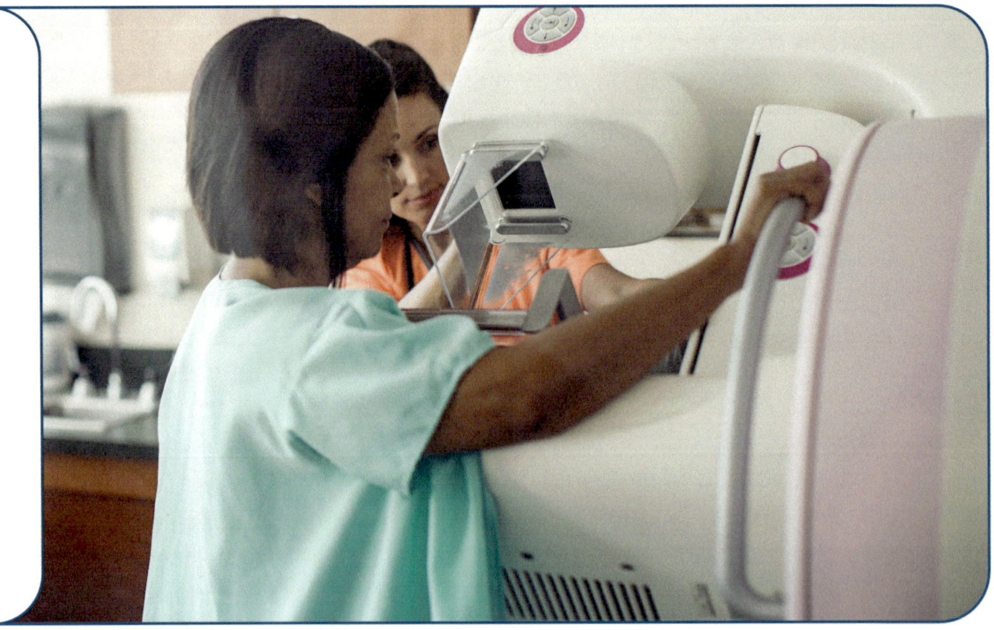

la prise des clichés. Il vous faudra changer de position entre deux images. Le processus sera répété pour l'autre sein.

Les différents types de mammographies sont décrits ci-dessous.

Mammographie de dépistage

La mammographie de dépistage est le seul examen d'imagerie qui s'est avéré efficace pour réduire la mortalité due au cancer du sein. Il s'agit d'un examen qui utilise des rayons X à faible dose pour prendre 4 clichés standard de votre sein (2 de chaque côté). Un radiologue est un médecin qui examine les images et détermine si vous avez besoin d'un examen d'imagerie supplémentaire. Si c'est le cas, vous devrez probablement passer une mammographie diagnostique. Environ 1 personne sur 10 sera invitée à revenir pour passer d'autres examens d'imagerie. Dans la plupart des cas, l'examen supplémentaire ne révèle rien de suspect.

Mammographie diagnostique

Les mammographies diagnostiques examinent des zones spécifiques de vos seins qui peuvent ne pas être clairement visibles sur les mammographies de dépistage. Une mammographie diagnostique peut être réalisée après une mammographie de dépistage ou en cas de symptômes tels qu'une grosseur dans le sein ou un écoulement mamelonnaire. Les mammographies diagnostiques peuvent inclure des clichés spécialisés supplémentaires. Un radiologue évaluera très probablement la mammographie diagnostique dans la foulée, de sorte que si une imagerie mammaire supplémentaire est nécessaire, elle pourra être réalisée immédiatement.

Mammographie par tomosynthèse

La tomosynthèse, parfois appelée mammographie 3D, est un nouveau type de mammographie numérique qui peut aider à voir

Quelle est la différence entre une mammographie de dépistage et une mammographie diagnostique ?

Une mammographie est un ensemble de clichés de l'intérieur de votre sein réalisés à l'aide de rayons X. Pendant une mammographie, le sein est comprimé entre deux plaques tandis que vous vous placez dans différentes positions. Plusieurs radiographies sont prises. Un ordinateur combine les radiographies pour créer des clichés détaillés.

Mammographie de dépistage

- Réalisée régulièrement en l'absence de signes ou de symptômes de cancer du sein. Les résultats sont disponibles en quelques jours.

Mammographie diagnostique

- Utilisée pour les personnes qui présentent des symptômes tels qu'une grosseur, une douleur, un épaississement de la peau ou un écoulement mamelonnaire, ou dont les seins ont changé de forme ou de taille. Une échographie est souvent réalisée en complément d'une mammographie diagnostique.
- Elle est également utilisée pour examiner de plus près une zone anormale détectée lors d'une mammographie de dépistage.
- Un radiologue évaluera la mammographie diagnostique dans la foulée, de sorte que si des examens complémentaires sont nécessaires, ils pourront être effectués immédiatement.

Les deux types de mammographies utilisent des rayons X à faible dose pour examiner le sein. Elles peuvent utiliser une technologie argentique ou numérique.

plus facilement les petites zones anormales du sein. Elle consiste à combiner plusieurs images fines pour former un cliché complet. La tomosynthèse peut réduire les taux de rappel (la nécessité d'examens supplémentaires) et améliorer la détection du cancer. La tomosynthèse peut être utilisée pour les mammographies de dépistage ou de diagnostic et est recommandée, si elle est disponible dans votre région.

Angiomammographie

L'angiomammographie est une nouvelle technologie qui utilise un produit de contraste pour améliorer les clichés de l'intérieur du sein. Pour les personnes présentant un risque accru de cancer du sein, l'angiomammographie de dépistage est une option, bien que des études de recherche soient encore en cours. L'angiomammographie n'est pas aussi répandue que la mammographie, l'échographie et l'IRM.

Autres examens d'imagerie mammaire

IRM mammaire

L'imagerie par résonance magnétique (IRM) utilise des ondes radio et des aimants puissants pour prendre des clichés de l'intérieur du corps. L'IRM n'utilise pas de rayonnement. Si nécessaire, une IRM peut être réalisée en complément d'une mammographie. Si vous présentez un risque élevé de cancer du sein, une IRM mammaire annuelle peut être recommandée. En raison des aimants très puissants utilisés dans l'appareil d'IRM, il convient d'informer le technicien de la présence de tout élément métallique dans votre corps.

Un produit de contraste sera utilisé pour améliorer la qualité des clichés du sein. Pour une IRM mammaire, un produit de contraste à base de gadolinium (GBCA), un métal lourd rare, est utilisé pour améliorer la qualité de l'IRM. Le produit de contraste est administré par voie intraveineuse (IV), généralement dans une veine au niveau de la main ou près du coude.

IRM mammaire

Si nécessaire, une IRM mammaire sera réalisée en plus d'une mammographie. Lors d'une IRM mammaire, vous êtes en position allongée sur le ventre, les bras levés au-dessus de la tête.

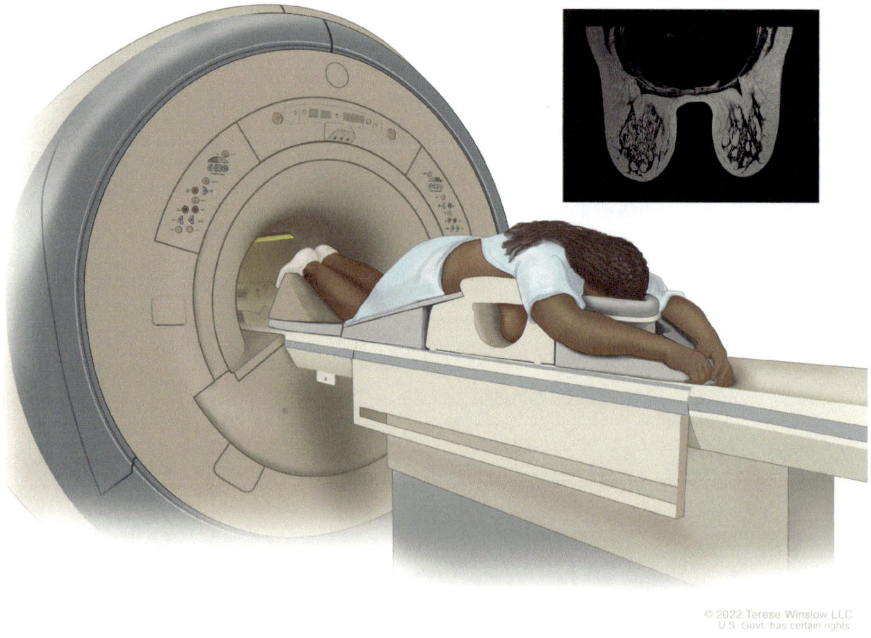

Informez votre professionnel de santé de tout état de santé particulier, notamment :

- Une grossesse avérée ou potentielle.
- La date de votre dernière IRM au gadolinium.
- Une allergie au gadolinium ou à tout autre produit de contraste radiographique.
- La présence de métal dans votre corps (chambres implantables, vis ou plaques métalliques, ou certains stimulateurs cardiaques, etc.).
- Des problèmes rénaux.

Échographie mammaire

L'échographie utilise des ondes sonores pour réaliser des clichés de l'intérieur du corps. Ce procédé est similaire à l'échographie utilisée pendant la grossesse. Après l'application d'un gel, une sonde appelée transducteur sera déplacée sur la surface de votre sein nu. Elle peut également être appliquée sous votre aisselle. L'échographie est indolore et ne nécessite pas de rayons X. Elle peut donc être répétée autant de fois que nécessaire. L'échographie est fréquemment utilisée sans mammographie pour diagnostiquer les symptômes mammaires chez les femmes de moins de 30 ans, ou en complément d'une mammographie chez les femmes de 30 ans et plus.

Imagerie moléculaire du sein

L'imagerie moléculaire du sein utilise un radiotraceur et une caméra spéciale pour détecter un cancer du sein. L'imagerie moléculaire, telle que l'imagerie gamma mammo-spécifique ou la scintigraphie au sestamibi, peut améliorer la détection. Cependant, la dose de rayonnement pour l'ensemble du corps est beaucoup plus élevée que celle des mammographies standard. L'imagerie moléculaire du sein n'est pas un examen d'imagerie couramment utilisé pour le dépistage du cancer du sein.

Résultats de la mammographie

Les résultats ou conclusions de la mammographie sont décrits à l'aide du système BI-RADS (Breast Imaging Reporting and Data System). Certains des termes ci-dessous peuvent être utilisés en plus des résultats d'imagerie BI-RADS expliqués à partir de la page 14.

Calcifications

Les calcifications sont de petits dépôts blancs de calcium présents dans le sein parfois visibles sur une mammographie. La plupart des calcifications visibles sur une mammographie ne sont pas des cancers du sein.

Il existe 2 types de calcifications dans les seins :

- Les **macrocalcifications** sont des dépôts importants qui ne sont généralement pas liés au cancer.
- Les **microcalcifications** sont des taches de calcium qui sont parfois présentes dans une zone où les cellules se divisent rapidement. Des microcalcifications regroupées peuvent être un signe de cancer.

Distorsion

La distorsion correspond à une zone du tissu mammaire visible sur une mammographie sous un angle inhabituel, flou ou déformée (désorganisée), en particulier par rapport à l'autre sein ou à des examens d'imagerie antérieurs. Cela peut simplement être dû à la position du sein pendant la mammographie. Elle peut également être causée par une blessure antérieure, une intervention chirurgicale sur le sein ou un cancer du sein.

Masses

Une masse est une zone de tissu anormal. Une masse peut être solide, remplie de liquide ou une combinaison des deux. Une masse peut être observée avec ou sans calcifications. Certaines masses peuvent être suivies régulièrement par mammographie ou échographie afin de vérifier leur évolution, tandis que d'autres doivent faire l'objet d'une biopsie.

Asymétries

Les asymétries sont des zones blanches visibles sur une mammographie qui diffèrent de l'aspect normal du tissu mammaire, en particulier par rapport à l'autre sein. Il existe différents types d'asymétries, notamment l'asymétrie focale, l'asymétrie évolutive et l'asymétrie globale. Des examens d'imagerie supplémentaires seront probablement nécessaires pour mieux examiner la zone.

Seins denses

Votre compte-rendu de mammographie comprendra une évaluation de votre densité mammaire. La densité mammaire décrit la quantité de tissu fibreux et de tissu glandulaire présente dans vos seins par rapport au tissu adipeux. Plus vos seins sont denses, plus il peut être difficile de détecter des zones anormales sur les mammographies.

Les seins sont composés de tissu adipeux et de tissu fibroglandulaire. Les seins denses contiennent plus de tissu fibroglandulaire que de graisse. Avoir des seins denses n'est pas anormal, mais cela peut rendre plus difficile la détection d'un cancer ou d'autres changements dans les seins lors d'une mammographie. La densité mammaire peut évoluer avec le temps. Si votre tissu mammaire est dense, renseignez-vous auprès de votre professionnel de santé sur les risques et les avantages d'un dépistage supplémentaire.

Vous trouverez plus d'informations sur la densité mammaire à la page 16.

BI-RADS

Le BI-RADS (Breast Imaging Reporting and Data System) est un système standard utilisé aux États-Unis pour décrire les résultats des mammographies. Il classe également la densité mammaire en différents groupes.

Un radiologue classera les résultats de votre mammographie à l'aide d'un système BI-RADS numéroté de 0 à 6 et classera la densité de vos seins à l'aide d'un système alphabétique de A à D. Discutez avec votre professionnel de santé des résultats de votre mammographie et des étapes à venir.

Ces mêmes catégories BI-RADS peuvent également être utilisées pour décrire les résultats d'une échographie mammaire ou d'une IRM mammaire.

BI-RADS 1 : résultats négatifs

La classification BI-RADS 1 signifie que le dépistage ne révèle aucun cancer. Il s'agit d'un résultat normal. Il est recommandé de poursuivre le dépistage annuel par mammographie.

BI-RADS 2 : constatations bénignes (non cancéreuses)

Il s'agit également d'un résultat négatif (aucun signe de cancer), mais le radiologue opte pour une description de constatations ne relevant pas d'un cancer, telles que des calcifications bénignes, des masses ou des ganglions lymphatiques dans le sein qui ne sont manifestement pas cancéreux. Cette catégorie peut également être utilisée pour décrire des changements par rapport à un examen (tel qu'une biopsie) ou une chirurgie antérieure. Cela permet de s'assurer que les autres personnes qui examineront la mammographie à l'avenir ne confondront pas les résultats bénins avec des résultats suspects. Il est recommandé de poursuivre le dépistage annuel par mammographie.

BI-RADS 3 : constatations probablement bénignes – Suivi dans un délai court

Un résultat dans cette catégorie présente un risque très faible de cancer (pas plus de 2 % ou 2 sur 100) et ne devrait pas évoluer avec le temps. Les sénologues s'accordent à dire qu'il est très sûr de procéder à un examen d'imagerie de suivi pour voir si la zone en question évolue avec le temps.

Vous devrez généralement passer des examens d'imagerie de suivi à 6, 12 et 24 mois pour évaluer la stabilité du résultat. Cette approche permet d'éviter des biopsies inutiles, mais si la zone évolue avec le temps, elle permet tout de même un diagnostic précoce.

BI-RADS 4 : constatations suspectes – Une biopsie doit être effectuée

Ces résultats ne révèlent pas un cancer de manière certaine, mais pourraient indiquer un cancer. Le radiologue est suffisamment inquiet pour recommander une biopsie. Les résultats de cette catégorie peuvent présenter des niveaux de suspicion très variés. C'est pourquoi cette catégorie est souvent subdivisée :

- **4A :** résultats avec une faible probabilité de cancer. Une probabilité faible est supérieure à 2 % mais inférieure à 10 %, soit environ 2 à 10 cas sur 100.
- **4B :** résultats avec une probabilité modérée de cancer. Une probabilité modérée est supérieure à 10 % mais inférieure à 50 %, soit environ 10 à 50 cas sur 100.
- **4C :** résultats avec une probabilité élevée de cancer, mais pas aussi élevée que pour la catégorie 5. Une probabilité élevée est supérieure à 50 % mais inférieure à 95 %, soit environ 50 à 95 cas sur 100.

Résultats BI-RADS

0 — **BI-RADS 0 signifie que d'autres examens d'imagerie sont nécessaires pour déterminer la catégorie BI-RADS.**

1 — **BI-RADS 1 correspond à un résultat négatif (normal).**

2 — **BI-RADS 2 correspond à un résultat bénin (non cancéreux).**

3 — **BI-RADS 3 correspond à un résultat probablement bénin. Un suivi est nécessaire dans un délai court.**

4 — **BI-RADS 4 correspond à une anomalie suspecte et une biopsie doit être réalisée.**

5 — **BI-RADS 5 correspond à un résultat fortement évocateur d'un cancer et une biopsie doit être réalisée.**

6 — **BI-RADS 6 correspond à un cancer confirmé par biopsie.**

BI-RADS 5 : constatations fortement suggestives d'une tumeur maligne – Une biopsie doit être effectuée

Les résultats ont une forte probabilité (au moins 95 %, soit 95 cas sur 100) d'être associés à un cancer. Une biopsie est très fortement recommandée.

BI-RADS 6 : malignité confirmée par biopsie

Cette catégorie est réservée aux constatations faites lors d'une mammographie (ou d'une échographie ou d'une IRM) pour lesquelles une biopsie a déjà confirmé la présence d'un cancer. L'imagerie peut être utilisée dans ce cas pour voir comment le cancer réagit au traitement.

Catégories BI-RADS de densité mammaire

Les catégories BI-RADS de densité mammaire sont décrites ci-dessous.

- **Catégorie A : seins presque entièrement graisseux** signifie que les seins sont presque entièrement constitués de tissu adipeux. Il y a très peu de tissu mammaire fibroglandulaire.
- **Catégorie B : seins composés de zones de densité fibroglandulaire éparses** signifie que les seins sont principalement constitués de tissu adipeux. Mais il existe quelques zones éparses de tissu mammaire fibroglandulaire.
- **Catégorie C : seins de densité hétérogène** signifie que la majeure partie du tissu mammaire est constituée de tissu mammaire fibroglandulaire. Mais il existe quelques zones de tissu adipeux.
- **Catégorie D : seins extrêmement denses** signifie que la quasi-totalité du tissu mammaire est fibroglandulaire. Il y a très peu de tissu adipeux.

Les **seins de faible densité** regroupent les catégories suivantes :

- Seins presque entièrement graisseux
- Seins composés de zones de densité fibroglandulaire éparses

Les **seins denses** regroupent les catégories suivantes :

- Seins de densité hétérogène
- Seins extrêmement denses

Les personnes ayant des seins denses pourraient tirer profit de tests de dépistage supplémentaires, en plus d'une mammographie de dépistage. Demandez plus d'informations à votre professionnel de santé.

Points clés

- Le dépistage est effectué régulièrement en l'absence de symptômes.
- Les tests diagnostiques sont effectués en présence de signes ou de symptômes.
- L'examen clinique des seins (ECS) est un examen physique des seins nus réalisé par un professionnel de santé afin de détecter la présence de grosseurs ou d'autres changements.
- Les mammographies de dépistage et de diagnostic utilisent toutes deux des rayons X à faible dose pour examiner le sein. Elles peuvent utiliser une technologie argentique ou numérique.
- Le Breast Imaging Reporting and Data System ou BI-RADS est un système standard utilisé pour décrire les résultats des mammographies et la densité mammaire.
- Ces mêmes catégories BI-RADS peuvent également être utilisées pour décrire les résultats d'une échographie mammaire ou d'une IRM mammaire.

Questions à poser

- Mes seins sont-ils denses ?
- Dois-je passer régulièrement d'autres examens d'imagerie en plus d'une mammographie ?
- À qui puis-je m'adresser pour discuter de mes résultats BI-RADS ?
- Quelle incidence mes résultats BI-RADS auront-ils sur la fréquence de mes mammographies ou autres tests de dépistage ?
- Dois-je effectuer une biopsie ?

3

Évaluation du risque pour le dépistage

Le risque de cancer du sein correspond à la probabilité que vous développiez un cancer du sein. Ce chapitre traite de la différence entre un risque moyen et un risque accru, et de l'âge auquel vous devriez commencer à effectuer des mammographies de dépistage. Les mammographies de dépistage sont réalisées chez les personnes assignées femmes à la naissance qui ne présentent aucun signe ou symptôme de cancer du sein.

Consultez régulièrement votre professionnel de santé pour des examens de contrôle. En fonction de vos facteurs de risque de développer un cancer du sein, vous devrez peut-être consulter votre professionnel de santé plus d'une fois par an. Familiarisez-vous avec vos seins et signalez immédiatement tout changement à votre professionnel de santé. Si vos antécédents familiaux de cancer évoluent, tenez votre professionnel de santé informé. Cette information est importante.

Qu'est-ce que le risque de cancer du sein ?

Le risque de cancer du sein correspond à la probabilité que vous développiez un cancer du sein. Tout le monde présente un certain risque de développer un cancer du sein. Cependant, certaines personnes présentent un risque accru.

Les mammographies de dépistage annuelles doivent commencer à l'âge de 40 ans pour les personnes présentant un risque moyen.

Les facteurs qui vous exposent à un risque accru comprennent :

- Antécédents familiaux ou tests génétiques suggérant une prédisposition génétique au cancer du sein et à d'autres types de cancer (par exemple, *BRCA1* ou *BRCA2*)
- Risque résiduel à vie de 20 pour cent (20 %) ou plus, tel que défini par des modèles mathématiques qui incluent des antécédents familiaux complets de cancer
- Vous avez suivi une radiothérapie (RT) au niveau du thorax entre 10 et 30 ans
- Risque résiduel à vie de 20 pour cent (20 %) ou plus et biopsie mammaire antérieure ayant révélé une hyperplasie canalaire atypique (HCA) ou une néoplasie lobulaire telle qu'un carcinome lobulaire *in situ* (CLIS) ou une hyperplasie lobulaire atypique (HLA)
- Risque sur 5 ans de cancer du sein invasif de 1,7 % ou plus chez les femmes âgées de 35 ans et plus (selon le modèle de Gail)
- Votre mammographie révèle des seins de densité hétérogène et/ou extrêmement denses et qui ne répondent à aucun autre critère de risque accru.

Comment le risque de cancer du sein est-il calculé ?

Le risque de cancer du sein est calculé à l'aide de modèles d'évaluation du risque de cancer du sein. Cela permet de déterminer si vous présentez un risque moyen ou accru de développer un cancer du sein. Ces informations indiquent le moment le plus opportun pour commencer le dépistage du cancer du sein.

Les modèles d'évaluation du risque de cancer du sein couramment utilisés comprennent le modèle Tyrer-Cuzick (International Breast Cancer Intervention Study ou IBIS), le modèle de Gail (Breast Cancer Risk Assessment Tool ou BCRAT), le modèle BRCAPRO, le modèle BCSC (Breast Cancer Surveillance Consortium) et le modèle CanRisk, qui utilise l'algorithme BOADICEA (Breast and Ovarian Analysis of Disease Incidence and Carrier Estimation Algorithm). Demandez à votre professionnel de santé quel modèle il utilise pour déterminer votre niveau de risque.

Une évaluation du risque de cancer du sein doit être effectuée avant l'âge de 25 ans. Votre professionnel de santé doit vous informer des avantages, des risques et des limites potentiels du dépistage du cancer du sein. Nous vous encourageons à prendre une décision en concertation avec votre professionnel de santé.

Quel est votre niveau de risque ?

Le risque de cancer du sein dépend en grande partie des antécédents médicaux personnels et des antécédents familiaux de cancer. Il est recommandé de procéder à une évaluation des risques avant l'âge de 25 ans. Cela permettra de déterminer à quel moment vous devriez commencer les mammographies de dépistage annuelles. Votre risque de développer un cancer du sein sera évalué comme moyen ou accru.

Votre niveau de risque de cancer du sein peut également être calculé à partir des informations suivantes :

- Quel est votre âge, votre origine ou votre appartenance ethnique ?
- À quel âge avez-vous eu vos premières règles (ménarche) ?
- Avez-vous déjà été enceinte ou avez-vous déjà accouché ? Quel âge aviez-vous lors de votre premier accouchement ?
- Combien de parents biologiques (parents, frères, sœurs, enfants, tantes, oncles, grands-parents) de chaque côté de votre famille ont eu un cancer du sein ? Y a-t-il d'autres cas de cancers tels que le cancer de l'ovaire, des trompes, de l'utérus, du pancréas ou de la prostate dans votre famille ? Quel est/était le type de cellules cancéreuses ? À quel âge ont-ils été diagnostiqués ?
- Avez-vous déjà subi des biopsies mammaires ? Si oui, combien et quand ? Avez-vous une copie des résultats ?
- Avez-vous effectué des tests génétiques ou des membres de votre famille biologique proches en ont-ils effectué ? Quels ont été les résultats ?
- Avez-vous fait l'objet d'une biopsie mammaire qui a révélé une hyperplasie atypique ou un carcinome lobulaire *in situ* ?

Risque moyen

Un risque moyen signifie que vous n'avez pas de prédisposition génétique ou d'antécédents familiaux connus de cancer, ni d'antécédents médicaux personnels suggérant que vous présentez un risque accru de développer un cancer du sein. Il est recommandé de passer une mammographie de dépistage annuelle à partir de 40 ans. Toutefois, en fonction de certains facteurs de risque ou de l'évolution de vos antécédents familiaux de cancer, votre professionnel de santé pourrait vous recommander de commencer les mammographies de dépistage annuelles plus tôt.

Entre 25 et 39 ans

Consultez votre professionnel de santé pour un examen de contrôle tous les 1 à 3 ans. Celui-ci doit inclure une évaluation du risque de cancer du sein et un examen des seins.

40 ans et plus

Consultez votre professionnel de santé pour un examen de contrôle annuel. Celui-ci doit inclure une évaluation actuelle du risque de cancer du sein et, si cela n'a pas été fait récemment, un examen des seins. Passez une mammographie de dépistage chaque année. Si possible, une tomosynthèse est recommandée.

Il n'y a pas de limite d'âge supérieure pour les mammographies de dépistage tant que vous êtes en bonne santé et que votre espérance de vie est supérieure à 10 ans. Cela signifie que les mammographies de dépistage peuvent se poursuivre tout au long de votre vie, à moins que vous et votre professionnel de santé n'en décidiez autrement en fonction de votre état de santé.

Risque accru

Si vous présentez un risque accru de développer un cancer du sein, consultez votre professionnel de santé au moins une fois par an (chaque année). Des consultations plus fréquentes avec votre professionnel de santé peuvent être nécessaires.

Les personnes qui présentent un risque accru se répartissent en plusieurs catégories :

1. Les personnes ayant des antécédents familiaux de cancer suggérant une prédisposition génétique au cancer du sein. Vous pouvez être orienté vers un conseiller en génétique ou un autre spécialiste en génétique du cancer afin d'évaluer la prédisposition génétique de votre famille. Des tests génétiques peuvent être recommandés pour vous ou un autre membre de votre famille.
2. Les personnes ayant des antécédents familiaux importants qui indiquent un risque à vie de 20 % ou plus, calculé à l'aide d'un outil d'évaluation des risques tel que les modèles BRCAPRO, Tyrer-Cuzick, BOADICEA/CanRisk ou BCSC. Le risque résiduel à vie correspond à votre probabilité de développer un cancer du sein en fonction de votre espérance de vie et d'autres facteurs de risque.
3. Les personnes ayant fait l'objet d'une radiothérapie (RT) du thorax ou de la poitrine entre 10 et 30 ans.
4. Les personnes ayant un risque sur 5 ans de cancer du sein invasif de 1,7 % ou plus, calculé selon le modèle de Gail.
5. Les personnes présentant ou ayant présenté une hyperplasie canalaire atypique (HCA), un carcinome lobulaire *in situ* (CLIS) ou une hyperplasie lobulaire atypique (HLA) ou ayant un risque résiduel à vie de 20 % ou plus.
6. Les personnes présentant des seins de densité hétérogène ou des seins extrêmement denses.

Si vous avez des antécédents familiaux ou une prédisposition génétique

Si vous avez des antécédents familiaux connus de cancer du sein ou des antécédents familiaux suggérant une prédisposition génétique au cancer du sein, ou si vous présentez une mutation génétique connue, vous pouvez être orienté vers un conseiller en génétique ou un autre professionnel de santé spécialisé dans la génétique du cancer. Un conseiller en génétique peut vous recommander des tests génétiques, à vous ou à un autre membre de votre famille.

Les informations relatives au cancer dans votre famille peuvent évoluer. Informez votre professionnel de santé de tout changement concernant votre état de santé ou vos antécédents familiaux de cancer.

Si votre risque résiduel à vie est de 20 % ou plus

Une évaluation du risque de cancer du sein doit être effectuée avant l'âge de 25 ans. Si votre risque résiduel à vie est de 20 pour cent (20 %) ou plus selon des modèles utilisant des antécédents familiaux complets, consultez votre professionnel de santé pour un examen de contrôle tous les 6 à 12 mois. Demandez à votre professionnel de santé comment réduire votre risque de développer un cancer du sein.

- Le dépistage annuel par mammographie pour les personnes à risque accru peut commencer dès l'âge de 30 ans, mais au plus tard à l'âge de 40 ans.
- Le dépistage annuel par IRM mammaire pour les personnes à risque accru peut commencer dès l'âge de 25 ans, mais au plus tard à l'âge de 40 ans. Si l'IRM mammaire n'est pas disponible ou si vous ne pouvez pas passer d'IRM, discutez des autres options avec votre professionnel de santé.

Risque accru

1. **Antécédents familiaux connus de cancer du sein ou antécédents familiaux de mutation génétique connue suggérant une prédisposition au cancer du sein et à d'autres cancers**
2. **Risque résiduel à vie de 20 % ou plus, principalement dû aux antécédents familiaux**
3. **Radiothérapie (RT) antérieure du thorax ou de la poitrine entre 10 et 30 ans**
4. **Risque sur 5 ans de cancer du sein invasif égal ou supérieur à 1,7 % chez les personnes âgées de 35 ans ou plus, tel que calculé par le modèle de Gail**
5. **Hyperplasie canalaire atypique (HCA), carcinome lobulaire *in situ* (CLIS) ou hyperplasie lobulaire atypique (HLA) et risque résiduel à vie de 20 % ou plus**
6. **Seins de densité hétérogène ou seins extrêmement denses.**

Vous devrez peut-être consulter un :

- conseiller en génétique ou un autre professionnel de santé ayant une expertise et une expérience dans le domaine de la génétique du cancer, si cela n'a pas déjà été fait ;
- sénologue.

Si vous avez fait l'objet d'une RT thoracique entre 10 et 30 ans

Si vous avez fait l'objet d'une RT du thorax ou de la poitrine entre 10 et 30 ans, le dépistage commence 8 ans après la fin de la radiothérapie (RT), mais pas avant l'âge de 25 ans.

Si vous avez moins de 25 ans, consultez votre professionnel de santé pour un examen de contrôle annuel.

Si vous avez 25 ans ou plus :

- Consultez votre professionnel de santé pour un examen de contrôle tous les 6 à 12 mois.
- Passez une mammographie de dépistage chaque année. La tomosynthèse (mammographie 3D) est recommandée, si elle est disponible.
- Passez une IRM mammaire chaque année. L'angiomammographie ou l'échographie mammaire complète peuvent être une option pour les personnes qui ne peuvent pas passer d'IRM.
- Demandez à votre professionnel de santé comment réduire votre risque de développer un cancer du sein.

Si vous présentez un risque accru de cancer du sein invasif selon le modèle de Gail

Si vous avez 35 ans ou plus et que vous présentez un risque de 1,7 % ou plus de développer un cancer du sein invasif sur 5 ans selon le modèle de Gail :

- Consultez votre professionnel de santé pour un examen de contrôle tous les 6 à 12 mois.
- Passez une mammographie de dépistage chaque année. La tomosynthèse (mammographie 3D) est recommandée, si elle est disponible.
- Demandez à votre professionnel de santé comment réduire votre risque de développer un cancer du sein.

Si vous avez présenté une HCA, un CLIS ou une HLA

Si vous avez présenté une hyperplasie canalaire atypique (HCA) ou une néoplasie lobulaire telle qu'un carcinome lobulaire *in situ* (CLIS) ou une hyperplasie lobulaire atypique (HLA) et que vous présentez un risque résiduel à vie de 20 % ou plus :

- Consultez votre professionnel de santé pour un examen de contrôle tous les 6 à 12 mois.
- Passez une mammographie de dépistage chaque année. La tomosynthèse (mammographie 3D) est recommandée, si elle est disponible. Les mammographies doivent commencer à l'âge du diagnostic, mais pas avant 30 ans.
- Envisagez de passer une IRM mammaire annuelle dès le diagnostic, mais pas avant l'âge de 25 ans. L'angiomammographie ou l'échographie mammaire complète peuvent être une option pour les personnes qui ne peuvent pas passer d'IRM.

- Demandez à votre professionnel de santé comment réduire votre risque de développer un cancer du sein.

Si vous avez des seins denses et aucun autre facteur de risque

Un tissu mammaire dense est associé à un risque accru de cancer du sein. Si vous avez un tissu mammaire dense (seins de densité hétérogène ou extrêmement denses) visible à la mammographie et que vous ne répondez à aucun autre critère de risque accru, les recommandations sont décrites ci-dessous.

Pour les seins de densité hétérogène :

- Consultez votre professionnel de santé pour un examen de contrôle tous les 6 à 12 mois.
- Passez une mammographie de dépistage chaque année. La tomosynthèse (mammographie 3D) est recommandée, si elle est disponible. Les mammographies doivent commencer au plus tard à l'âge de 40 ans, mais pas avant l'âge de 30 ans.
- Discutez avec votre professionnel de santé des tests de dépistage autres que la mammographie qui pourraient vous convenir.
- Demandez à votre professionnel de santé comment réduire votre risque de développer un cancer du sein.

Pour les seins extrêmement denses :

- Consultez votre professionnel de santé pour un examen de contrôle tous les 6 à 12 mois.
- Passez une mammographie de dépistage chaque année. La tomosynthèse (mammographie 3D) est recommandée, si elle est disponible. Les mammographies doivent commencer au plus tard à l'âge de 40 ans, mais pas avant l'âge de 30 ans.
- Passez des IRM mammaires avec et sans produit de contraste à partir de 50 ans, voire dès 40 ans si nécessaire.
- Demandez à votre professionnel de santé comment réduire votre risque de développer un cancer du sein.

« En tant que survivante de quatre cancers du sein et porteuse d'une mutation génétique *BRCA2*, il est important pour moi d'aider à informer et à soutenir mes fils, ma famille et toute personne présentant un risque élevé de développer un cancer. »

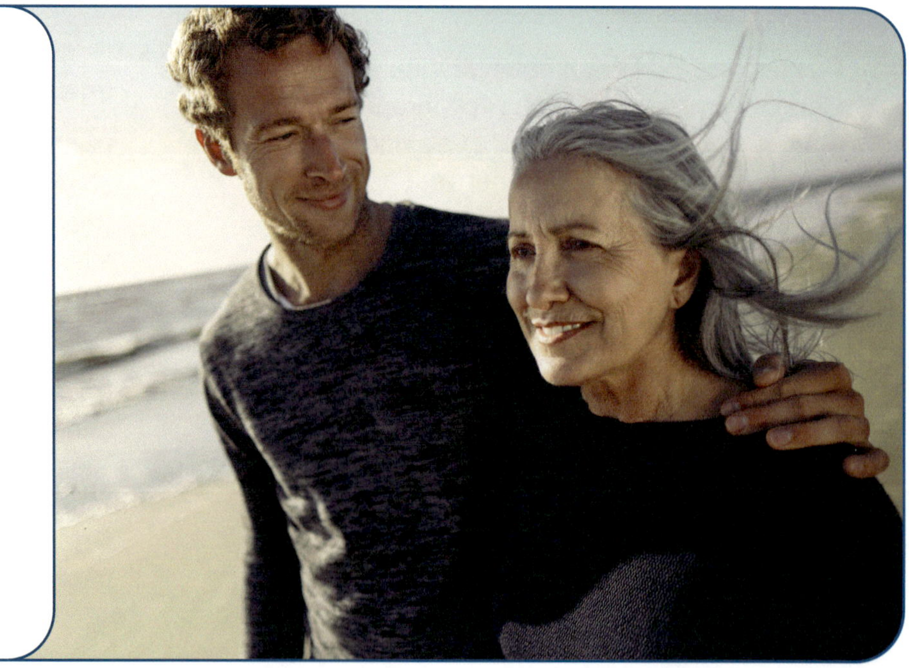

Points clés

- Le risque de cancer du sein correspond à la probabilité que vous développiez un cancer du sein. Tout le monde présente un certain risque de développer un cancer du sein.
- Le risque de cancer du sein est calculé à l'aide de modèles d'évaluation du risque de cancer du sein. Demandez à votre professionnel de santé quel modèle il utilise pour calculer votre risque.
- Les mammographies de dépistage sont réalisées chez les personnes qui ne présentent aucun signe ou symptôme de cancer du sein. Il est recommandé de commencer à passer des mammographies de dépistage annuelles à partir de 40 ans pour les personnes présentant un risque moyen de développer un cancer du sein.
- Pour les personnes présentant un risque accru, les mammographies de dépistage annuelles peuvent commencer dès l'âge de 30 ans. Pour les personnes présentant un risque accru, les IRM mammaires annuelles peuvent commencer dès l'âge de 25 ans.
- Demandez à votre professionnel de santé comment réduire votre risque de développer un cancer du sein.

Questions à poser

- Quel est mon risque de développer un cancer du sein ? Mon risque est-il moyen ou accru ?
- Compte tenu de mon niveau de risque, quand dois-je commencer à passer des mammographies de dépistage annuelles ?
- Si mon risque est accru, dois-je passer chaque année une mammographie de dépistage et une IRM mammaire ?
- Je ne connais pas les antécédents médicaux de ma famille. En quoi cela va-t-il affecter l'évaluation de mon risque de cancer du sein ?
- Pourquoi pourrais-je présenter un risque accru de développer un cancer du sein même si aucun cas de cancer du sein n'est répertorié dans ma famille ?

Le fait d'avoir fait l'objet d'un diagnostic de cancer du sein à 70 ans ne signifie pas que vous n'avez pas de prédisposition héréditaire à développer un cancer du sein ou d'autres types de cancer. De nombreux facteurs sont pris en compte pour déterminer la probabilité d'un syndrome de prédisposition au cancer dans une famille, tels que l'âge au moment du diagnostic, le type de cancer du sein, les antécédents familiaux de cancer et l'origine ethnique.

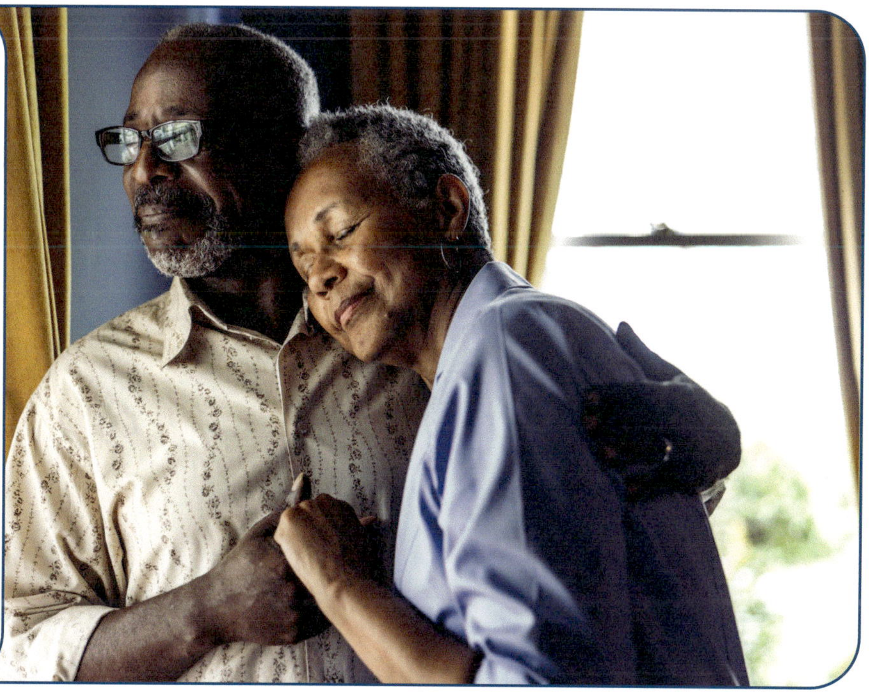

4

Dépistage pendant la grossesse et l'allaitement

Le cancer du sein associé à la grossesse (CSAG) est un cancer du sein qui survient pendant la grossesse, pendant l'allaitement ou dans l'année qui suit l'accouchement. Il est important de continuer à veiller à la santé de vos seins pendant la grossesse et l'allaitement. Contactez votre professionnel de santé si vous constatez des changements récents ou inhabituels au niveau de vos seins.

Vue d'ensemble

Les changements au niveau des seins sont normaux pendant la grossesse et l'allaitement (lactation). Cependant, ces changements peuvent rendre plus difficile la détection de petits cancers du sein. C'est pourquoi il est important de continuer à veiller à la santé de vos seins. Il arrive que le diagnostic du cancer du sein soit retardé pendant la grossesse ou l'allaitement. Cela peut aboutir à un stade plus avancé de la maladie, à des tumeurs plus grosses et à un risque plus élevé de propagation du cancer du sein aux ganglions lymphatiques situés sous votre aisselle.

Le cancer du sein associé à la grossesse (CSAG) est défini comme un cancer du sein qui survient à l'un des moments suivants :

- Pendant la grossesse
- Pendant l'allaitement
- Dans l'année suivant l'accouchement

Bien que rare, le CSAG est le cancer invasif le plus fréquemment diagnostiqué pendant la grossesse.

Consultez régulièrement votre professionnel de santé pour des examens de contrôle.

Contactez votre professionnel de santé en cas de changements récents ou aggravés.

Le dépistage du cancer du sein pendant la grossesse et l'allaitement est similaire à celui pratiqué chez les femmes qui ne sont ni enceintes ni allaitantes, à quelques exceptions près. Par exemple, pour des raisons de sécurité, l'IRM mammaire n'est généralement pas pratiquée pendant la grossesse, mais elle peut être utilisée en toute sécurité chez les femmes qui allaitent. L'échographie mammaire et la mammographie peuvent être pratiquées en toute sécurité pendant la grossesse.

Cette section traite des recommandations en matière de dépistage pendant la grossesse et l'allaitement. Elle fournit également des informations sur les signes et symptômes que vous devez signaler à votre professionnel de santé.

Pendant la grossesse

Les examens cliniques des seins (ECS) et les mammographies de dépistage du cancer du sein peuvent et doivent être poursuivis chaque année pendant la grossesse. Les mammographies émettent un rayonnement très faible et sont considérées comme sans danger pendant la grossesse.

Des changements normaux surviennent au niveau des seins, de la peau et des mamelons pendant la grossesse. Toutefois, si vous remarquez quelque chose de nouveau ou d'inhabituel, contactez votre professionnel de santé. Une échographie peut être réalisée en cas de changements au niveau de la poitrine ou de la peau des seins, tels qu'une douleur persistante ou localisée, une grosseur, un écoulement mamelonnaire suspect, des creux ou des fossettes sur la peau, un épaississement de la peau, un gonflement ou une rougeur.

Pendant l'allaitement

Les examens cliniques et les mammographies de dépistage du cancer du sein peuvent et doivent se poursuivre chaque année pendant l'allaitement (lactation). Si vous présentez un risque accru de développer un cancer du sein, une IRM mammaire peut être réalisée.

Il est recommandé d'allaiter ou de tirer votre lait avant une mammographie.

Des changements normaux surviennent au niveau des seins, de la peau et des mamelons pendant la lactation ou l'allaitement. Contactez votre médecin si vous remarquez des changements nouveaux ou inhabituels au niveau de vos seins ou de vos aisselles, ou si vous constatez les éléments suivants :

- Vos seins sont chauds au toucher, douloureux ou rouges.
- La peau de vos seins semble épaissie et présente des capitons (peau d'orange).
- Vous ressentez une douleur mammaire localisée et persistante. Une douleur mammaire généralisée ou diffuse n'est pas un symptôme suspect. Les douleurs mammaires intermittentes ne sont généralement pas associées au cancer du sein, mais peuvent résulter d'autres causes sans lien avec le sein.

Professionnels de santé

Lors des examens de santé de contrôle et de dépistage du cancer du sein, vous pourriez être en contact avec les professionnels de santé suivants :

- **Sénologue**, médecin spécialisé dans la santé et les maladies du sein.
- **Radiologue en sénologie**, médecin qui interprète les résultats des mammographies, des IRM et d'autres examens d'imagerie, et qui réalise des biopsies à l'aiguille si nécessaire.
- **Gynécologue**, médecin qui diagnostique et traite les maladies des organes reproducteurs féminins.
- **Consultant en lactation**, spécialiste de l'allaitement maternel.
- **Manipulateurs en mammographie, IRM et échographie**, formés à l'utilisation des appareils de mammographie, d'IRM ou d'échographie.
- **Agents de santé en pratique avancée (***advanced practice providers***, APP)**, infirmiers praticiens, auxiliaires médicaux et maïeuticiens certifiés qui peuvent aider à prévenir, évaluer, examiner et diagnostiquer les maladies humaines, y compris le cancer du sein.
- **Obstétricien**, médecin spécialisé dans la grossesse et l'accouchement.
- **Pathologiste**, médecin qui analyse les cellules, les tissus et les organes prélevés lors d'une biopsie ou d'une intervention chirurgicale.
- **Médecin traitant ou médecin généraliste**, médecin qui assure un large éventail de soins, notamment en matière de prévention et de traitement.

Changements au niveau du mamelon

En ce qui concerne les changements au niveau du mamelon, contactez votre professionnel de santé si vous constatez les éléments suivants :

- Votre mamelon est rétracté ou enfoncé (ombiliqué) alors qu'il ne l'était pas auparavant.
- Votre mamelon a changé de forme.
- Votre mamelon devient sensible, et cela n'est pas lié à votre cycle menstruel.
- Votre mamelon présente des changements cutanés, tels qu'une desquamation, des démangeaisons et une rougeur.
- Vous constatez un nouvel écoulement suspect au niveau du mamelon, tel qu'un écoulement sanglant ou clair.

Points clés

- Un examen clinique annuel des seins (ECS) et une mammographie sont recommandés pendant la grossesse et l'allaitement.
- Les mammographies émettent un rayonnement très faible et sont considérées comme sans danger pendant la grossesse.
- Il est recommandé d'allaiter ou de tirer votre lait avant une mammographie.
- L'IRM mammaire n'est pas recommandée pendant la grossesse, mais elle peut être réalisée pendant l'allaitement.
- Des changements normaux surviennent au niveau des seins, de la peau et des mamelons pendant la lactation ou l'allaitement. Toutefois, si vous remarquez quelque chose de nouveau ou d'inhabituel, contactez votre professionnel de santé.

Questions à poser

- Comment allez-vous faire pour que je sois à l'aise pendant la mammographie si je suis enceinte ou si j'allaite ?
- Combien de temps dois-je attendre avant d'appeler le médecin si je remarque des changements au niveau de ma poitrine, des mamelons ou de la peau de mes seins ?

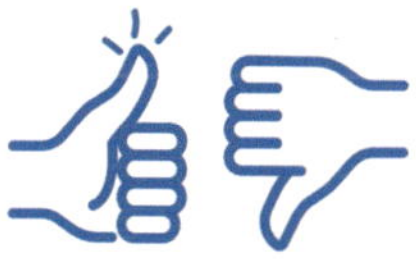

Donnez-nous votre avis !

Prenez un moment pour répondre à une enquête en ligne sur les NCCN Guidelines for Patients.
NCCN.org/patients/response

5

Que faire lorsque vous présentez des symptômes ?

Ce chapitre s'adresse aux personnes présentant des signes ou des symptômes qui justifient des examens complémentaires. Certaines affections sont difficiles à diagnostiquer. Si possible, consultez un sénologue en cas de symptômes inhabituels ou de changements au niveau de la peau ou du mamelon.

Signes et symptômes

Un signe peut être observé par une tierce personne, comme votre professionnel de santé. En revanche, vous seul(e) pouvez ressentir un symptôme. Si vous présentez des signes ou des symptômes pouvant suggérer un cancer du sein, un autre cancer ou une autre maladie, vous devrez peut-être passer d'autres examens. Ces examens sont appelés tests diagnostiques, car ils aident à diagnostiquer une maladie ou une affection. Il est important d'informer votre professionnel de santé si quelque chose vous semble anormal et dure depuis plusieurs jours. N'attendez pas pour en parler !

Signes et symptômes pouvant justifier d'examens complémentaires :

- Douleur mammaire localisée ou concentrée dans une zone
- Grosseur, masse ou nodules palpables dans le sein
- Grosseur ou gonflement à proximité ou au niveau de l'aisselle (axillaire)
- Symptômes liés aux implants mammaires
- Changements cutanés
- Écoulement mamelonnaire

Douleurs mammaires

Les douleurs mammaires sont fréquentes chez les personnes assignées femmes à la naissance. Les douleurs dans les deux seins et les douleurs intermittentes sont considérées comme bénignes et ne sont généralement pas associées au cancer du sein. Une douleur persistante doit être signalée à votre professionnel de santé. Les douleurs mammaires peuvent être surveillées afin de déterminer si elles persistent, si elles sont sévères et s'il y a des changements au niveau de la peau ou d'autres symptômes tels qu'une grosseur ou un écoulement mamelonnaire. Pour les douleurs localisées ou concentrées dans une zone, vous pouvez passer une échographie. Une mammographie peut également être réalisée si vous avez 30 ans ou plus et que vous n'avez pas passé de mammographie récemment. En fonction des résultats, d'autres examens pourraient être nécessaires.

Grosseurs et autres signes

Si vous présentez des symptômes que vous pouvez sentir au toucher, tels qu'une grosseur, une masse, des nodules ou un épaississement de la peau, alors :

- Pour les personnes de **moins de 30 ans,** une échographie est le test diagnostique privilégié. Cependant, votre médecin peut choisir d'attendre et d'observer les changements pendant 1 à 2 cycles menstruels avant de prescrire une échographie.
- **Pour les personnes de 30 ans et plus,** une mammographie et une échographie diagnostiques sont recommandées.

Si les constatations sont bénignes (non cancéreuses), vous n'aurez peut-être pas besoin de passer d'autres examens. Si la mammographie ou l'échographie révèle une anomalie, votre professionnel de santé peut recommander une biopsie à l'aiguille, des examens physiques supplémentaires ou des mammographies et/ou des échographies plus fréquentes pour surveiller ce symptôme. Vous jouez également un rôle important dans cette surveillance et devez informer votre professionnel de santé de tout changement.

Grosseur dans ou près de l'aisselle

Une mammographie et une échographie diagnostiques seront réalisées en cas de grosseur ou de masse à proximité ou au niveau de l'aisselle (axillaire). Si vous avez moins de 30 ans, une mammographie sera réalisée uniquement si les résultats de l'échographie manquent de clarté ou si un cancer est suspecté. Selon vos symptômes, une consultation avec un sénologue pourrait vous être recommandée.

Symptômes liés aux implants mammaires

Les personnes ayant des implants mammaires courent un risque très faible de développer un lymphome anaplasique à grandes cellules associé à un implant mammaire (LAGC-AIM), un type de cancer appelé lymphome T périphérique. Il touche principalement les implants texturés environ 7 à 9 ans après l'opération. Les principaux symptômes du LAGC-AIM sont un gonflement persistant, une grosseur ou une douleur autour de l'implant mammaire. Le LAGC-AIM étant très rare, seules les personnes présentant des symptômes effectueront des examens complémentaires.

Si plus d'un an s'est écoulé depuis votre chirurgie mammaire et que vous présentez des symptômes liés aux implants, votre professionnel de santé devra consulter une équipe d'experts médicaux expérimentés dans les problèmes liés aux implants. Si un LAGC-AIM est suspecté, vous effectuerez des examens complémentaires.

Changements cutanés

Les changements cutanés comprennent des plissements, des fossettes, une éruption ou une rougeur de la peau du sein. Certaines personnes présentent une éruption cutanée ou une rougeur du mamelon et de la peau environnante. La peau peut avoir un aspect de peau d'orange ou sa texture peut sembler différente.

Certains changements cutanés peuvent être le signe d'un cancer inflammatoire du sein (CIS). Les changements cutanés autour du mamelon peuvent être le signe d'une autre affection appelée maladie de Paget du sein. Comme ces maladies sont difficiles à diagnostiquer, une consultation avec un sénologue pourrait vous être recommandée.

Éventuel cancer inflammatoire du sein

Le cancer inflammatoire du sein (CIS) est un cancer rare et agressif dans lequel les cellules cancéreuses bloquent les vaisseaux lymphatiques de la peau du sein. Cela provoque une rougeur et un gonflement du sein, qui devient chaud au toucher.

Signes possibles d'un CIS :

- Peau d'orange (aspect bosselé ou capitonné de la peau)
- Épaississement de la peau (la peau a une texture semblable à celle d'une peau d'orange)
- Œdème (gonflement causé par un excès de liquide dans les tissus corporels)
- Érythème (rougeur de la peau, généralement par plaques)

En cas de suspicion de CIS, le radiologue recommandera des examens d'imagerie appropriés. Ces examens peuvent inclure une mammographie, une échographie ou les deux. En cas de résultat suspect, une biopsie du sein ou une biopsie cutanée à l'emporte-pièce peut être recommandée.

Pour plus d'informations sur le cancer inflammatoire du sein, consultez les *NCCN Guidelines for Patients : Cancer inflammatoire du sein*, disponible sur NCCN.org/patientguidelines et sur l'application NCCN Patient Guides for Cancer.

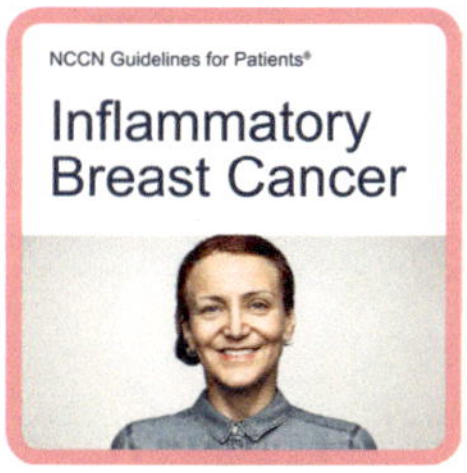

Éventuelle maladie de Paget du sein

La maladie de Paget se caractérise par la présence de cellules anormales dans le mamelon. Elle peut provoquer une irritation ou un saignement du mamelon, une éruption cutanée squameuse et des ulcères cutanés. Si la maladie de Paget est suspectée, une mammographie diagnostique sera réalisée. Une échographie peut également être effectuée.

Écoulement mamelonnaire

Un écoulement mamelonnaire désigne l'écoulement d'un liquide autre que du lait par le mamelon. Les écoulements mamelonnaires sont fréquents et, dans la plupart des cas, sans lien avec un cancer du sein.

Familiarisez-vous avec vos seins et signalez immédiatement tout changement à votre professionnel de santé.

Un écoulement mamelonnaire peut par exemple se produire :

- pendant la grossesse après une stimulation mammaire ;
- chez les personnes atteintes de certaines affections thyroïdiennes ;
- chez les personnes prenant des médicaments tels que des œstrogènes, des contraceptifs oraux, des opiacés et certains médicaments contre l'hypertension ;
- en raison d'une inflammation des canaux mammaires sans lien avec un cancer.

Les écoulements mamelonnaires sont normaux pendant l'allaitement (lactation). Certaines personnes qui allaitent peuvent exprimer de petites quantités de sécrétions jaunes, vertes ou lactées en pressant leurs mamelons. Ces écoulements sont des « écoulements exprimés ». Cependant, l'écoulement mamelonnaire est anormal s'il présente l'une des caractéristiques suivantes :

- Spontané : il se produit sans pression et votre soutien-gorge ou d'autres vêtements portent des traces de sécrétions séchées.
- Sanglant ou clair.
- Provenant d'un seul canal sur le mamelon d'un seul sein.

Si vous présentez un écoulement mamelonnaire anormal sans autres symptômes, alors :

- Pour les personnes de **moins de 30 ans,** une échographie sera réalisée. Une mammographie diagnostique peut également être effectuée.
- Pour les personnes de **30 ans ou plus,** une mammographie et une échographie diagnostiques seront généralement réalisées.

En fonction des résultats BI-RADS, vous pourriez faire l'objet d'une biopsie à l'aiguille, d'examens physiques supplémentaires, de mammographies et/ou d'échographies plus fréquentes pour surveiller le symptôme. Une consultation avec un sénologue et une IRM mammaire pourraient vous être recommandées. Si vous avez des questions ou des préoccupations, parlez-en à votre professionnel de santé.

Écoulement lacté

En cas d'écoulement lacté au niveau des deux seins (bilatéral), vous devrez peut-être procéder à un bilan endocrinien (hormonal). Les écoulements lactés sont généralement normaux pendant la grossesse. Les mammographies et les échographies mammaires ne sont généralement pas pratiquées pour les écoulements lactés.

Changements au niveau du mamelon

Les mamelons ombiliqués ou rétractés sont orientés vers l'intérieur du sein au lieu de pointer vers l'extérieur. Ce phénomène est normal chez certaines personnes, mais si votre mamelon se rétracte ou change soudainement, informez-en votre professionnel de santé.

Si vous avez un mamelon ombiliqué ou rétracté sans grosseur ni autre symptôme, alors :

- Pour les personnes de **moins de 30 ans,** une échographie sera réalisée.
- Pour les personnes de **30 ans ou plus,** une mammographie et une échographie diagnostiques seront effectuées.

En fonction des résultats BI-RADS, vous pourriez faire l'objet d'une biopsie à l'aiguille, d'examens physiques supplémentaires, de mammographies, d'IRM ou d'échographies mammaires plus fréquentes. Une consultation avec un sénologue et une IRM mammaire pourraient vous être recommandées. Si vous avez des questions ou des préoccupations, parlez-en à votre professionnel de santé.

Votre opinion nous intéresse !

Notre objectif est de fournir des informations utiles et faciles à comprendre sur le cancer. Répondez à notre enquête pour nous indiquer nos points forts et ce que nous pourrions améliorer.
NCCN.org/patients/feedback

Personnes assignées hommes à la naissance

Les personnes assignées hommes à la naissance ne passent généralement pas de mammographies de dépistage de routine. Cependant, les hommes peuvent développer un cancer du sein et ceux qui présentent une mutation du gène *BRCA2* peuvent passer des mammographies de dépistage de routine.

Gynécomastie

La gynécomastie est une croissance anormale du tissu mammaire chez les personnes assignées hommes à la naissance. Une augmentation du volume d'un sein peut être source de préoccupation. Il s'agit alors d'une gynécomastie asymétrique. Si le diagnostic de gynécomastie n'est pas clairement établi, une mammographie diagnostique, éventuellement accompagnée d'une échographie, peut être réalisée.

Grosseur ou changements au niveau du mamelon

Si vous présentez un écoulement mamelonnaire sanglant ou des symptômes palpables tels qu'une grosseur, une échographie sera réalisée en plus de la mammographie diagnostique. Une biopsie à l'aiguille peut également être effectuée. Votre état sera surveillé et vous devrez peut-être retourner chez votre professionnel de santé pour des examens réguliers. Envisagez de consulter un sénologue.

Biopsie

Une biopsie est le prélèvement d'un échantillon de tissu à des fins d'analyse. Un pathologiste examinera la biopsie pour détecter un éventuel cancer et rédigera un rapport appelé compte-rendu de pathologie.

En fonction des résultats de la biopsie, vous n'aurez peut-être pas besoin d'examens supplémentaires et pourrez reprendre vos soins de suivi habituels. Cependant, les résultats de la biopsie peuvent justifier des examens supplémentaires ou des tests ou examens d'imagerie plus fréquents. Si un cancer est détecté, un traitement contre le cancer vous sera prescrit.

Il existe différents types de biopsies. Certaines biopsies sont guidées par imagerie, comme la mammographie, l'échographie ou l'IRM. La zone principale ou la zone qui suscite le plus d'inquiétudes est biopsiée en premier. D'autres

« Malgré les 3 cancers du sein de ma sœur et son test génétique *BRCA2* positif, j'ai été CHOQUÉ d'apprendre qu'un homme de 54 ans comme moi pouvait avoir un cancer du sein. »

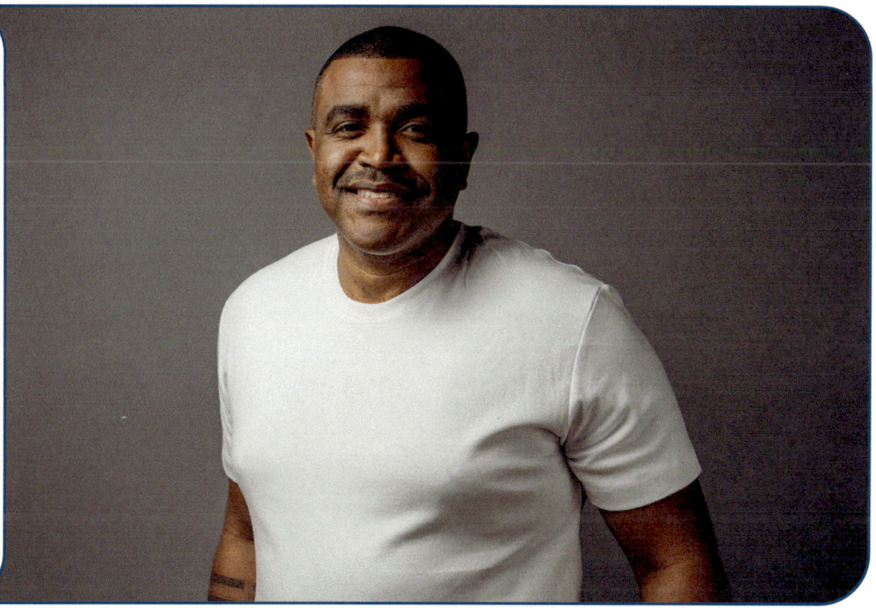

zones peuvent également faire l'objet d'une biopsie.

Les types de biopsies possibles comprennent :

- La **microbiopsie (***core biopsy***, CB)** utilise des aiguilles de différentes tailles pour prélever un échantillon de tissu ou de liquide et nécessite généralement une très petite incision. Ce type de biopsie est souvent réalisé par le radiologue. Dans le cadre d'une **biopsie assistée par le vide (***vacuum-assisted core biopsy***, VACB)**, un dispositif d'aspiration spécial est utilisé pour prélever l'échantillon à l'aide d'une aiguille.
- **L'aspiration à l'aiguille fine (***fine needle aspiration***, FNA)** utilise une petite aiguille pour prélever un échantillon de tissu ou de liquide. La FNA est plus couramment utilisée lors d'une biopsie d'un ganglion lymphatique sous l'aisselle.
- La **biopsie incisionnelle** consiste à prélever une petite quantité de tissu à travers une incision pratiquée dans la peau ou le corps. Elle est généralement réalisée par un chirurgien.
- La **biopsie excisionnelle** consiste à retirer toute la zone anormale. Ce n'est pas le type de biopsie privilégié, mais elle peut être nécessaire si les autres méthodes ne sont pas possibles ou lorsque les résultats de la biopsie ne correspondent pas aux résultats attendus. Une biopsie excisionnelle est généralement réalisée sous anesthésie par un chirurgien au bloc opératoire.

Avant de réaliser la biopsie, un anesthésiant est généralement injecté dans la zone concernée. Une biopsie à l'aiguille (*core needle biopsy*, CNB) peut prélever plusieurs échantillons de tissu, mais généralement au même endroit sur le sein. Les échantillons sont petits. L'aiguille est souvent guidée dans la tumeur sous IRM, mais elle peut également être guidée par échographie ou radiographie. Lorsque la biopsie est réalisée pendant une mammographie, elle est dite « stéréotaxique ».

Biopsie

Lors d'une biopsie, un échantillon de tissu est prélevé. Il existe différents types de biopsies. Cette image montre une biopsie à l'aiguille guidée par échographie.

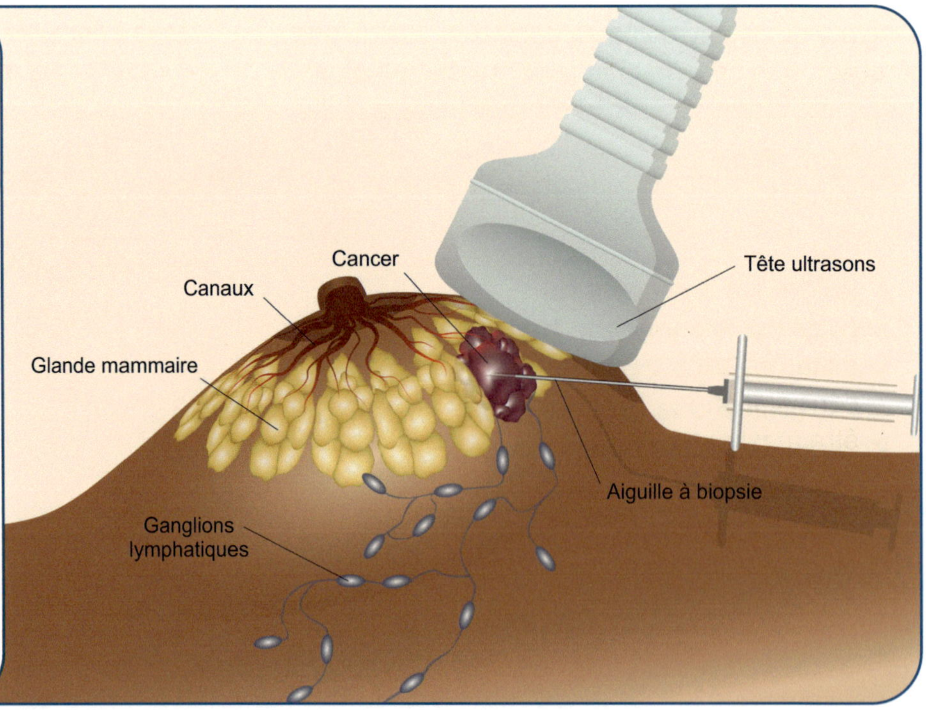

Un ou plusieurs clips repères peuvent être placés près de la tumeur mammaire pendant une biopsie. Les clips sont petits, indolores et métalliques. Ils marqueront le site pour d'éventuels traitements et imageries futurs. Les clips resteront en place jusqu'à l'intervention chirurgicale. Si la zone biopsiée est bénigne, le clip restera en place pour marquer le site de la biopsie lors d'une imagerie future. Les clips peuvent rester en place sans inconvénient ni limite de durée. Vous pourrez franchir les contrôles de sécurité à l'aéroport et passer une IRM.

Résultats de la biopsie

L'histologie est l'étude de l'anatomie (structure) des cellules, des tissus et des organes au microscope. Elle est utilisée pour établir un diagnostic ou prendre des décisions thérapeutiques. Votre compte-rendu de pathologie contiendra des informations sur l'histologie.

Points clés

- Un signe peut être observé par une tierce personne, comme votre professionnel de santé. En revanche, vous seul(e) pouvez ressentir un symptôme, comme une douleur. Si vous présentez des signes ou des symptômes pouvant suggérer un cancer du sein, un autre cancer ou une autre maladie, vous devrez passer d'autres examens.
- Certains changements cutanés peuvent être le signe d'un cancer inflammatoire du sein (CIS) ou de la maladie de Paget. Comme ces maladies sont difficiles à diagnostiquer, une consultation avec un sénologue pourrait vous être recommandée.
- En cas de suspicion de CIS, une mammographie diagnostique et éventuellement une échographie seront réalisées. Une IRM peut également être réalisée. Une biopsie sera généralement nécessaire.
- En cas de suspicion de la maladie de Paget, une mammographie diagnostique et éventuellement une échographie seront réalisées. Une biopsie sera généralement nécessaire.
- Les écoulements mamelonnaires sont fréquents et ne sont souvent pas liés au cancer du sein.
- Les personnes assignées hommes à la naissance qui présentent une mutation du gène *BRCA2* peuvent passer des mammographies de dépistage de routine.

Questions à poser

- Quels examens d'imagerie recommandez-vous et pourquoi ?
- Quel type de biopsie vais-je subir et comment allez-vous faire pour que je sois à l'aise pendant l'examen ?
- Qui m'expliquera les résultats de l'imagerie ou de la biopsie ?
- Comment puis-je me préparer à un examen d'imagerie ou à une biopsie ?
- Pouvez-vous me recommander un sénologue ?

6

Autres ressources

Vous souhaitez en savoir plus ? Voici comment obtenir de l'aide supplémentaire.

Autres informations utiles

Cet ouvrage est un outil important pour améliorer le dépistage et la prise en charge du cancer. Il explique clairement les recommandations des experts et suggère des questions à poser à votre équipe soignante. Mais ce n'est pas la seule ressource à votre disposition.

Vous pouvez obtenir autant d'informations et d'aide que vous le souhaitez. De nombreuses personnes souhaitent :

- Connaître leur risque personnel ou familial de développer un cancer du sein ou d'autres cancers
- Savoir comment réduire le risque de développer un cancer du sein ou d'autres cancers
- Trouver un médecin spécialiste du cancer du sein

Autres actions utiles

Votre centre de soins de santé peut vous aider à franchir les prochaines étapes. Il dispose souvent de ressources sur place utiles pour répondre à vos besoins et trouver des réponses à vos questions. Les centres de soins de santé peuvent également vous informer sur les ressources disponibles dans votre communauté.

Outre l'aide des professionnels de santé qui s'occupent de vous, les ressources répertoriées dans la section suivante offrent un soutien à de nombreuses personnes dans votre situation.

Parcourez la liste et consultez les sites web indiqués pour en savoir plus sur ces organisations.

Où trouver de l'aide

Bone & Marrow Cancer Foundation
Bonemarrow.org

Breast Cancer Alliance
breastcanceralliance.org

Breastcancer.org
breastcancer.org

CanCare, Inc
Cancare.org

Cancer*Care*
Cancercare.org

Cancer Hope Network
Cancerhopenetwork.org

DenseBreast-info.org
DenseBreast-info.org

DiepC Foundation
diepcfoundation.org

FORCE - Facing Our Risk of Cancer Empowered
facingourrisk.org

GPAC Global Patient Advocacy Coalition
GPACunited.org

GRACE
Cancergrace.org

HIS Breast Cancer Awareness
Hisbreastcancer.org

Imerman Angels
Imermanangels.org

Inflammatory Breast Cancer Research Foundation
ibcresearch.org

MedlinePlus
medlineplus.gov

National Coalition for Cancer Survivorship
canceradvocacy.org

Sharsheret
sharsheret.org

Triage Cancer
Triagecancer.org

Unite for HER
uniteforher.org

Young Survival Coalition (YSC)
Youngsurvival.org

Questions à poser

- À qui puis-je m'adresser pour obtenir de l'aide en matière de logement, de nourriture et d'autres besoins fondamentaux ?
- Quelles sont les aides disponibles en matière de transport, de garde d'enfants et de soins à domicile ?
- Quels sont les autres services disponibles pour mes aidants et moi ?
- Comment puis-je entrer en contact avec d'autres personnes et mettre en place un système de soutien ?
- À qui puis-je m'adresser si je ne me sens pas en sécurité chez moi, au travail ou dans mon quartier ?

Ressources sur le cancer du sein

Vous trouverez de plus amples informations concernant le cancer du sein sur NCCN.org/patientguidelines et sur l'application NCCN Patient Guides for Cancer.

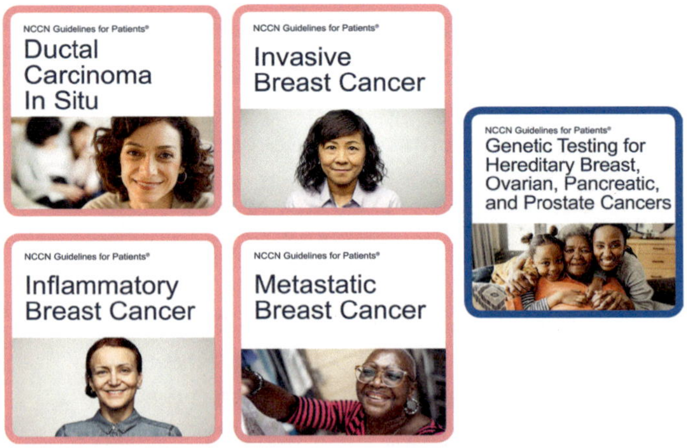

Mots clés

aréole
Zone cutanée plus foncée et ronde située sur le sein, autour du mamelon.

biopsie
Intervention visant à prélever des échantillons de tissus ou de liquides pour les soumettre à des tests de dépistage de maladies.

biopsie à l'aiguille (CNB)
Intervention visant à prélever des échantillons de tissus à l'aide d'une aiguille creuse. Également appelée microbiopsie (CB).

BI-RADS
Le BI-RADS (Breast Imaging Reporting and Data System) est un système standard utilisé aux États-Unis pour décrire les résultats des mammographies et classer la densité mammaire en différents groupes. Le BI-RADS peut également être utilisé pour décrire les résultats d'une échographie mammaire ou d'une IRM mammaire.

calcification
Dépôts de calcium dans les tissus.

canal
Structure tubulaire par laquelle le lait circule jusqu'au mamelon.

cancer du sein héréditaire
Cancer du sein vraisemblablement causé par une mutation génétique héréditaire transmise par le parent biologique à l'enfant.

carcinome canalaire
Cancer du sein qui prend naissance dans les cellules qui tapissent les canaux mammaires.

carcinome canalaire *in situ* (CCIS)
Cancer du sein qui ne s'est pas développé en dehors des canaux mammaires.

carcinome lobulaire
Cancer du sein qui prend naissance dans les cellules qui tapissent les glandes mammaires (lobules).

carcinome lobulaire *in situ* (CLIS)
Affection bénigne (non cancéreuse) caractérisée par la présence de cellules anormales dans les lobules du sein.

consultation avec un généticien
Conseils de spécialiste sur le risque de transmission d'une maladie au sein d'une famille.

échographie
Examen qui utilise des ondes sonores pour prendre des clichés de l'intérieur du corps.

écoulement mamelonnaire
Écoulement non lacté provenant du mamelon.

examen clinique du sein (ECS)
Examen physique des seins réalisé par un professionnel de santé afin de détecter la présence de grosseurs ou d'autres changements.

ganglion lymphatique
Petite structure en forme de haricot qui combat les maladies.

ganglion lymphatique axillaire
Petite structure située près de l'aisselle qui combat les maladies.

gynécomastie
Croissance anormale du tissu mammaire chez les personnes assignées hommes à la naissance.

histologie
Structure des cellules, des tissus et des organes observée au microscope.

hyperplasie canalaire atypique (HCA)
Affection bénigne (non cancéreuse) caractérisée par un nombre de cellules supérieur à la normale dans le revêtement interne des canaux mammaires et par un aspect anormal de ces cellules au microscope. La présence d'une hyperplasie canalaire atypique augmente le risque de cancer du sein.

hyperplasie lobulaire atypique (HLA)
Affection bénigne caractérisée par un nombre de cellules supérieur à la normale dans les lobules mammaires et par un aspect anormal de ces cellules au microscope. La présence d'une hyperplasie lobulaire atypique augmente le risque de cancer du sein.

imagerie par résonance magnétique (IRM)
Examen qui utilise des ondes radio et des aimants puissants pour prendre des clichés de l'intérieur du corps.

lobule
Glande du sein qui produit le lait maternel.

lymphe
Liquide clair contenant des globules blancs.

mammographie
Examen radiologique qui permet d'obtenir un cliché de l'intérieur du sein.

mammographie de dépistage
Radiographie des seins réalisée afin de dépister un cancer du sein chez une personne ne présentant aucun signe ou symptôme de cancer.

mammographie diagnostique
Clichés de l'intérieur des deux seins réalisés à partir d'une série de radiographies chez les personnes présentant des signes ou des symptômes.

manipulateur
Personne formée à l'utilisation d'un appareil d'imagerie (par exemple, mammographe, échographe ou IRM) afin de produire des images des seins.

néoplasie lobulaire
Affection bénigne caractérisée par la présence de cellules anormales dans les lobules du sein et augmentant le risque de développer un cancer du sein à l'avenir. Les types de néoplasie lobulaire comprennent l'hyperplasie lobulaire atypique (HLA) et le carcinome lobulaire *in situ* (CLIS).

pathologiste
Médecin qui interprète les cellules et les tissus prélevés lors d'une biopsie ou d'une intervention chirurgicale.

produit de contraste
Substance introduite dans votre corps pour rendre les clichés plus précis lors des examens d'imagerie.

radiologue
Médecin qui interprète les résultats des mammographies, des IRM et d'autres examens d'imagerie.

radiothérapie (RT)
Traitement qui utilise des rayonnements à haute énergie.

risque résiduel à vie
Probabilité de développer un cancer du sein au cours de votre vie en fonction de l'espérance de vie et d'autres facteurs de risque.

Contributeurs du NCCN

Ce guide patient est basé sur les NCCN Clinical Practice Guidelines in Oncology (NCCN Guidelines®) consacrées au dépistage et au diagnostic du cancer du sein, version 2.2025. Il a été adapté, révisé et publié avec l'aide des personnes suivantes :

Dorothy A. Shead, MS
Senior Director
Patient Information Operations

Tanya Fischer, MEd, MSLIS
Senior Medical Writer

Susan Kidney
Senior Graphic Design Specialist

Les NCCN Clinical Practice Guidelines in Oncology (NCCN Guidelines®) consacrées au dépistage et au diagnostic du cancer du sein, version 2.2025, ont été élaborées par les membres du groupe d'experts du NCCN suivants :

*Therese B. Bevers, MD/Chair
The University of Texas
MD Anderson Cancer Center

*Bethany L. Niell, MD, PhD/ Vice-Chair
Moffitt Cancer Center

Shadi Aminololama-Shakeri, MD
UC Davis Comprehensive Cancer Center

Jennifer L. Baker, MD
UCLA Jonsson
Comprehensive Cancer Center

Debbie L. Bennett, MD
Siteman Cancer Center at Barnes-Jewish Hospital and Washington University School of Medicine

Ermelinda Bonaccio, MD
Roswell Park Comprehensive Cancer Center

Melissa S. Camp, MD
Johns Hopkins Kimmel Cancer Center

Emily F. Conant, MD
Abramson Cancer Center
at the University of Pennsylvania

Meghan R. Flanagan, MD, MPH
Fred Hutchinson Cancer Center

Caitlin B. Mauer Hall, MA, MS, CGC
UT Southwestern Simmons
Comprehensive Cancer Center

Jeffrey R. Hawley, MD
The Ohio State University Comprehensive Cancer Center - James Cancer Hospital and Solove Research Institute

Mark Helvie, MD
University of Michigan Rogel Cancer Center

Tamarya L. Hoyt, MD
Vanderbilt-Ingram Cancer Center

Dezheng Huo, PhD
The UChicago Medicine
Comprehensive Cancer Center

*Jennifer L. Ivanovich, MS, CGC
Indiana University Melvin and Bren Simon
Comprehensive Cancer Center

Swati Kulkarni, MD
Robert H. Lurie Comprehensive Cancer Center of Northwestern University

Rachael B. Lancaster, MD
O'Neal Comprehensive
Cancer Center at UAB

Bhavika K. Patel, MD
Mayo Clinic Comprehensive Cancer Center

Mark Pearlman, MD
University of Michigan Rogel Cancer Center

Liane Philpotts, MD
Yale Cancer Center/Smilow Cancer Hospital

Donna Plecha, MD
Case Comprehensive Cancer Center/ University Hospitals Seidman Cancer Center and Cleveland Clinic Taussig Cancer Institute

Jennifer K. Plichta, MD, MS
Duke Cancer Institute

Rebecca Shatsky, MD
UC San Diego Moores Cancer Center

Mary Lou Smith, JD, MBA
Research Advocacy Network

Clarie L. Streibert, MD
Fox Chase Cancer Center

Roberta M. Strigel, MD, MS
University of Wisconsin
Carbone Cancer Center

Candice N. Thompson, MD
Stanford Cancer Institute

*Natascha S. Thompson, MD
St. Jude Children's Research Hospital/ The University of Tennessee Health Science Center

*Susan Weinstein, MD
Abramson Cancer Center
at the University of Pennsylvania

Nicole S. Winkler, MD
Huntsman Cancer Institute
at the University of Utah

Dulcy E. Wolverton, MD
University of Colorado Cancer Center

Eren Yeh, MD
Dana-Farber/Brigham and
Women's Cancer Center

NCCN

Mary Anne Bergman
Guidelines Coordinator

Katie Stehman, PA-C, MMS
Oncology Scientist/Medical Writer

* A révisé ce guide à destination des patients. Pour les déclarations d'intérêt, rendez-vous sur NCCN.org/disclosures.

Centres de lutte contre le cancer du NCCN

Abramson Cancer Center
at the University of Pennsylvania
Philadelphie, Pennsylvanie
+1 800.789.7366 • *pennmedicine.org/cancer*

Case Comprehensive Cancer Center/
University Hospitals Seidman Cancer Center and
Cleveland Clinic Taussig Cancer Institute
Cleveland, Ohio
UH Seidman Cancer Center
+1 800.641.2422 • *uhhospitals.org/services/cancer-services*
CC Taussig Cancer Institute
+1 866.223.8100 • *my.clevelandclinic.org/departments/cancer*
Case CCC
+1 216.844.8797 • *case.edu/cancer*

City of Hope National Medical Center
Duarte, Californie
+1 800.826.4673 • *cityofhope.org*

Dana-Farber/Brigham and Women's Cancer Center |
Mass General Cancer Center
Boston, Massachusetts
+1 877.442.3324 • *youhaveus.org*
+1 617.726.5130 - massgeneral.org/cancer-center

Duke Cancer Institute
Durham, Caroline du Nord
+1 888.275.3853 • *dukecancerinstitute.org*

Fox Chase Cancer Center
Philadelphie, Pennsylvanie
+1 888.369.2427 • *foxchase.org*

Fred & Pamela Buffett Cancer Center
Omaha, Nebraska
+1 402.559.5600 • *unmc.edu/cancercenter*

Fred Hutchinson Cancer Center
Seattle, Washington
+1 206.667.5000 • *fredhutch.org*

Huntsman Cancer Institute at the University of Utah
Salt Lake City, Utah
+1 800.824.2073 • *healthcare.utah.edu/huntsmancancerinstitute*

Indiana University Melvin and Bren Simon
Comprehensive Cancer Center
Indianapolis, Indiana
+1 888.600.4822 • *www.cancer.iu.edu*

Johns Hopkins Kimmel Cancer Center
Baltimore, Maryland
+1 410.955.8964
www.hopkinskimmelcancercenter.org

Mayo Clinic Comprehensive Cancer Center
Phoenix/Scottsdale, Arizona
Jacksonville, Floride
Rochester, Minnesota
+1 480.301.8000 • *Arizona*
+1 904.953.0853 • *Floride*
+1 507.538.3270 • *Minnesota*
mayoclinic.org/cancercenter

Memorial Sloan Kettering Cancer Center
New York, New York
+1 800.525.2225 • *mskcc.org*

Moffitt Cancer Center
Tampa, Floride
+1 888.663.3488 • *moffitt.org*

O'Neal Comprehensive Cancer Center at UAB
Birmingham, Alabama
+1 800.822.0933 • *uab.edu/onealcancercenter*

Robert H. Lurie Comprehensive Cancer Center
of Northwestern University
Chicago, Illinois
+1 866.587.4322 • *cancer.northwestern.edu*

Roswell Park Comprehensive Cancer Center
Buffalo, New York
+1 877.275.7724 • *roswellpark.org*

Siteman Cancer Center at Barnes-Jewish Hospital
and Washington University School of Medicine
St. Louis, Missouri
+1 800.600.3606 • *siteman.wustl.edu*

St. Jude Children's Research Hospital/
The University of Tennessee Health Science Center
Memphis, Tennessee
+1 866.278.5833 • *stjude.org*
+1 901.448.5500 • *uthsc.edu*

Stanford Cancer Institute
Stanford, Californie
+1 877.668.7535 • *cancer.stanford.edu*

The Ohio State University Comprehensive Cancer Center -
James Cancer Hospital and Solove Research Institute
Columbus, Ohio
+1 800.293.5066 • *cancer.osu.edu*

The UChicago Medicine Comprehensive Cancer Center
Chicago, Illinois
+1 773.702.1000 - uchicagomedicine.org/cancer

The University of Texas MD Anderson Cancer Center
Houston, Texas
+1 844.269.5922 • *mdanderson.org*

UC Davis Comprehensive Cancer Center
Sacramento, Californie
+1 916.734.5959 • +1 800.770.9261
health.ucdavis.edu/cancer

UC San Diego Moores Cancer Center
La Jolla, Californie
+1 858.822.6100 • cancer.ucsd.edu

UCLA Jonsson Comprehensive Cancer Center
Los Angeles, Californie
+1 310.825.5268 • uclahealth.org/cancer

UCSF Helen Diller Family
Comprehensive Cancer Center
San Francisco, Californie
+1 800.689.8273 • cancer.ucsf.edu

University of Colorado Cancer Center
Aurora, Colorado
+1 720.848.0300 • coloradocancercenter.org

University of Michigan Rogel Cancer Center
Ann Arbor, Michigan
+1 800.865.1125 • rogelcancercenter.org

University of Wisconsin Carbone Cancer Center
Madison, Wisconsin
+1 608.265.1700 • uwhealth.org/cancer

UT Southwestern Simmons
Comprehensive Cancer Center
Dallas, Texas
+1 214.648.3111 • utsouthwestern.edu/simmons

Vanderbilt-Ingram Cancer Center
Nashville, Tennessee
+1 877.936.8422 • vicc.org

Yale Cancer Center/Smilow Cancer Hospital
New Haven, Connecticut
+1 855.4.SMILOW • yalecancercenter.org

partagez votre expérience.

Répondez à notre enquête et contribuez à améliorer les NCCN Guidelines for Patients pour tout le monde !

NCCN.org/patients/comments

Notes

Index